ANÉVRYSME

DE L'AORTE PECTORALE

TRAITÉ PAR LA GALVANO-PUNCTURE

(MONO-PUNCTURE POSITIVE)

MORT PAR DÉCHIRURE INTERNE DU SAC

ÉTUDE DU MODE DE FORMATION DES CAILLOTS

PAR

Le Dr Humbert MOLLIÈRE

Médecin des hôpitaux.

LYON

ASSOCIATION TYPOGRAPHIQUE

T. GIRAUD, rue de la Barre, 12.

—

1882

ANÉVRYSME

DE L'AORTE PECTORALE

TRAITÉ PAR LA GALVANO-PUNCTURE

(MONO-PUNCTURE POSITIVE)

MORT PAR DÉCHIRURE INTERNE DU SAC

ÉTUDE DU MODE DE FORMATION DES CAILLOTS

PAR

Le Dʳ Humbert MOLLIÈRE

Médecin des hôpitaux.

LYON

ASSOCIATION TYPOGRAPHIQUE

T. Giraud, rue de la Barre, 12.

1882

ANÉVRYSME DE L'AORTE PECTORALE

TRAITÉ PAR LA GALVANO-PUNCTURE (MONO-PUNCTURE POSITIVE)

MORT PAR DÉCHIRURE INTERNE DU SAC

ÉTUDE DU MODE DE FORMATION DES CAILLOTS

———————→›››✳‹‹‹←———————

Depuis Valsalva jusqu'à Ciniselli le traitement des anévrysmes de l'aorte thoracique avait toujours été palliatif. Au savant médecin génois appartient le mérite de leur avoir appliqué le premier la méthode inaugurée par Pétrequin et Philips contre ceux des extrémités. Des résultats très-remarquables récompensèrent ses premiers efforts et ont entraîné depuis dans cette voie la majorité des médecins français et italiens. On peut dire que si la galvano-puncture n'amène qu'exceptionnellement des guérisons définitives, tout au moins elle est capable dans le plus grand nombre des cas d'enrayer la marche envahissante du mal, de faire disparaître les battements, en même temps que ces douleurs d'angine de poitrine si intenses, contre lesquels tous les moyens avaient échoué. Les malades bénéficient d'une survie quelquefois illimitée, et si, malheureusement, les récidives sont la règle, on peut du moins recourir de nouveau à l'électricité pour en retirer les mêmes avantages (1).

(1) Pour les détails, voir le remarquable article de M. Sevestre. (*Revue des sciences médicales*, nº 26, 15 avril 1879, p. 734.)

Ayant eu l'occasion de recevoir dans notre service une malade qui, après avoir épuisé toutes les ressources de la thérapeutique ordinaire, désirait tenter ce moyen suprême, nous n'hésitâmes pas devant des indications formelles à y avoir recours. Un accident imprévu, et suivant nous tout à fait étranger à l'opération, ayant emporté la malade au bout de vingt-quatre heures, nous avons cru qu'il serait intéressant de soumettre à la critique ce fait négatif ; d'autant plus que l'autopsie pratiquée à une époque aussi rapprochée de l'intervention, n'a pas été sans nous fournir de précieux renseignements sur le mode d'action de l'électricité dans le sac.

Voici, du reste, cette observation dans tous ses détails, telle qu'elle a été recueillie en partie par notre interne M. Marius Blanc et en partie par nous-même.

OBSERVATION. — Ph. F..., blanchisseuse, 31 ans, entre à la salle Montazet, le 20 août 1881, pour une tumeur pulsatile de la poitrine et des douleurs très-vives dans toutes les régions voisines. Ses antécédents héréditaires sont douteux ; son père n'a jamais eu d'affection rhumatismale, mais sa mère a gardé près d'un an de l'œdème des membres inférieurs. Elle-même s'était toujours bien portée lorsque en 1875 elle eut une sciatique gauche ; cette douleur passa assez rapidement, mais depuis cette époque elle avait des palpitations cardiaques, de l'essoufflement, chaque fois qu'elle marchait vite ou qu'elle gravissait les degrés d'un escalier. Très-nerveuse, sans avoir jamais eu cependant de crises de nerfs véritables, elle a toujours eu quelques palpitations ; mais l'essoufflement, la dyspnée semblent remonter à l'époque de sa névralgie sciatique. L'hiver dernier elle se mit à tousser ; c'était une toux sèche, quinteuse s'accompagnant d'accès de suffocation, d'une sensation de strangulation. Sa voix ne s'altérait pas, l'état général restait bon. Pendant longtemps on la traita pour une bronchite.

En mars 1881, elle commença à ressentir des douleurs vives au niveau de la clavicule droite ; parfois ces douleurs remontaient sur le côté droit du cou et de la face pour irradier de là dans l'épaule et le bras droits. Le 26 mai, elle eut une crise d'angine de poitrine : pendant plusieurs heures elle resta étendue presque sans connaissance, en proie à une angoisse inexprimable; elle était couverte de sueurs, elle éprouvait une sensation de vide indéfinissable en même temps qu'un poids très-lourd pesait sur sa poitrine. Elle a éprouvé plusieurs fois depuis une sensation analogue, mais de faible durée.

A son entrée, on constate au-dessous de la clavicule droite une tumeur hémisphérique dont la partie saillante a près de 8 centimètres de diamètre ; elle se confond par sa circonférence avec le sternum et la clavicule, tout en restant légèrement éloignée de l'articulation sterno-claviculaire. Cette tumeur est mate, fluctuante et le siége d'un mouvement d'expansion très-marqué à chaque systole cardiaque. La peau qui forme la paroi est violacée, très-amincie. Outre le mouvement d'expansion on ressent au toucher deux battements à chaque systole ; le premier est le plus fort. A la partie moyenne de la tumeur on entend deux battements assez analogues comme timbre et comme force à ceux du cœur ; à la périphérie près du sternum on entend un souffle systolique. Au cœur on ne trouve rien à la pointe, on constate à la base un souffle diastolique assez limité à gauche du sternum, ne se propageant pas dans les vaisseaux du cou.

A l'aide du polygraphe enregistreur de Marey, notre excellent ami le docteur Garel a recueilli sur la malade trois tracés différents, et voici à ce sujet la note qu'il a bien voulu nous remettre : (*Voir la figure ci-jointe.*)

« 1° Tracé simultané du centre de la saillie anévrysmale et de l'artère radiale gauche ;

2° Tracé simultané de ce même centre et de l'artère radiale droite ;

3° Tracé comparatif de la pointe du cœur et du centre de la tumeur.

Les deux premiers tracés avaient pour but de vérifier s'il y avait un retard de la pulsation radiale droite. Les repères ont été pris avec soin. On peut voir que, sur le deuxième tracé, l'écart entre les deux repères paraît un peu plus grand que dans le premier. Néanmoins cet écart est dans les limites d'erreur possibles et ne peut entrer en ligne de compte pour l'évaluation exacte de la durée. Quant à l'intensité du pouls, le sphygmographe à levier seul aurait pu indiquer une différence. Le sphygmographe à transmission est en général trop peu sensible pour ce genre de recherches, et si le tracé de l'artère radiale droite présente une ascension moins élevée, cela provient uniquement d'un vice dans l'application du tambour.

Le retard entre les radiales et le centre de l'anévrysme est certainement inférieur au retard normal de la radiale sur la pulsation cardiaque ; il égale environ 10/100 de seconde, presque la valeur du retard normal carotidien.

Mais si l'on examine le tracé, on voit que la pulsation de l'anévrysme présente elle aussi un retard, moins considérable assurément, sur le choc de la pointe. Ce retard ajouté à celui des deux premiers tracés, nous donne alors une somme équivalente environ au retard normal des artères radiales sur la systole cardiaque. Czermak l'avait fixé à 15/100 de seconde. Ajoutons que immédiatement avant la systole de l'anévrysme on constate sur le tracé une petite ondulation répondant très-exactement à la systole du cœur, tout comme dans les tracés normaux du cœur. On voit la systole de l'oreillette s'accuser sur le tracé de la pointe par un petit soulèvement présystolique. »

La malade n'a pas de dyspnée, pas de cornage; la voix n'a pas le caractère bitonal symptomatique de la paralysie d'une corde vocale; les sommets sont intacts. Les grandes inspirations et la déglutition réveillent une douleur vive dans toute la moitié droite du cou. Tiraillements douloureux dans toute la région innervée par les plexus cervical et brachial droits; la douleur est ordinairement très-forte, le plus souvent continue, parfois paroxystique; elle cesse et revient sans cause appréciable; la pression, les mouvements l'exaspèrent; elle part de la poche anévrysmale et irradie en suivant les premiers espaces intercostaux, soit en arrière vers l'omoplate, soit surtout le long du bras droit dont elle occupe de préférence la face interne. A l'avant-bras elle siége dans le domaine du cubital qu'elle suit jusque dans ses ramifications ultimes et se fait sentir très-vive au petit doigt.

La vue est restée intacte; la pupille droite est dilatée; pas de névralgie faciale, pas de phénomènes céphaliques. La sensibilité est normale. Il n'y a pas de troubles vaso-moteurs ou trophiques.

La veille de l'opération la malade avait 37°,5 dans chaque aisselle et 37°,3 dans la paume des mains de chaque côté.

En présence de la faible épaisseur des parois menacées d'un jour à l'autre d'une rupture, et à cause des douleurs très-vives éprouvées par la malade, on se décide à faire la galvano-puncture.

Mon collègue Joseph Teissier, que, vu sa compétence particulière sur la question (1), je fais appeler en consultation, croit comme nous qu'il s'agit là d'un cas favorable à l'opération ; car la poche est latéralement placée, ainsi que le prouve évidemment l'absence de souffles dans son intérieur : le courant sanguin n'y fait sentir qu'une partie de sa force, et le souffle qu'on entend à droite du sternum fait penser à un orifice étroit.

Le 24 août, la galvano-puncture est pratiquée avec le concours de M. J. Teissier, en présence de M. le professeur Soulier et de MM. les docteurs Cassas et Cusset. M. Fasce, représentant de la maison Gaiffe à Lyon, a bien voulu se charger avec son obligeance habituelle de la partie technique de l'opération et de la graduation des courants. L'appareil mis en usage est celui de Gaiffe à 24 éléments. On a employé 16 à 18 éléments pour avoir l'intensité de 45 milli. de Weber, correspondant à 2 centimètres cubes et demi de gaz mélangé en cinq minutes (unité de Ciniselli). De plus, en intercalant le voltamètre pour indiquer que le galvanomètre était bien gradué, on a dû ajouter quelques éléments pour vaincre la résistance supplémentaire du voltamètre.

Sur la partie la plus saillante de la tumeur, et à distance égale les unes des autres, on enfonce trois longues aiguilles à acupuncture entourées d'une substance isolante, de façon à ce que seule la pointe qui va séjourner dans le sac puisse laisser passer l'électricité. Elles sont introduites toutes trois à une profondeur d'au moins quatre centimètres, et leurs oscillations isochrones aux battements du pouls prouvent qu'on ne s'est pas arrêté dans des caillots, mais qu'elles plongent bien véritablement dans le courant sanguin.

(1) Voyez J. Teissier : *Nouvelles recherches sur le traitement des anévrysmes de l'aorte par la galvano-puncture (Bulletin général de thérapeutique*, 15 nov. 1880, p. 385.)

Les courants sont dirigés suivant la méthode la plus gé-
néralement employée en France (mono-puncture positive). Le
pôle négatif aboutit à une plaque métallique fixée sur la face
interne de la cuisse gauche, tandis que le pôle positif est
mis en communication directe avec chaque aiguille succes-
sivement pendant cinq minutes, d'après la méthode de Du-
jardin-Beaumetz. On recommence trois fois de suite la même
opération, ce qui fait en somme quinze minutes pour chaque
aiguille et quarante-cinq pour l'électrisation totale.

Lorsqu'on a retiré les aiguilles, on a constaté que leur
pointe était oxydée au point de ne pouvoir plus servir à une
nouvelle électrisation. Pendant toute la durée de l'opération
la malade n'a éprouvé que quelques douleurs vers le pôle
négatif. Une fois la séance terminée, elle n'accuse qu'une
extrême lassitude et nous lui prescrivons le repos le plus
absolu. Mais dans la soirée, les souffrances d'autrefois, le long
du cou et du bras, reviennent plus fortes que jamais ; cependant on réussit à les calmer par des injections de morphine.
La température prise dans le vagin s'élève à 38°,7 seulement.

Le 25 août. Les douleurs sont toujours très-vives ; mais du
côté de la poche des phénomènes d'amélioration semblent
s'être produits : les battements sont moins nets ; l'épaisseur
des parois paraît plus grande. On recommande toujours à la
malade la plus parfaite immobilité. Mais le soir même elle
se fait porter à la chaise, tombe sans pousser un cri et meurt
subitement.

Autopsie pratiquée vingt-quatre heures après la mort en
présence de plusieurs de mes collègues dans les hôpitaux et
avec le concours de M. Raymond Tripier. Malgré la température élevée et l'état orageux de l'atmosphère, il n'y a pas
trace de décomposition putride, et la rigidité cadavérique est
normale. A la section des tissus on trouve la fibre musculaire

rouge comme chez les sujets morts rapidement. Aucune apparence d'œdème aux membres inférieurs ni d'amaigrissement.
On enlève la paroi thoracique à l'aide de quatre incisions :
les deux premières parallèles et perpendiculaires à la ligne
axillaire, de chaque côté ; les deux autres transversales à la
partie supérieure et inférieure du thorax. La plèvre droite est
à peine ouverte qu'il s'écoule aussitôt une grande quantité
de sérosité de même aspect que dans les pleurésies ordinaires. Mais on ne tarde pas à s'apercevoir que toute la
cavité pectorale du côté droit est remplie par une masse de
caillots très-noirs d'origine récente, plus ou moins diffluents,
dont le volume représente environ la valeur d'un litre de sang
artériel et dont le poids s'élève à 1,030 grammes.

Les divers organes contenus dans la cavité thoracique
ayant été retirés en même temps que la paroi thoracique à
laquelle adhère intimement la tumeur, on procède méthodiquement à leur dissection. L'aorte ayant été fendue longitudinalement à sa sortie du cœur, on constate que l'anévrysme siége sur sa portion ascendante et extra-péricardique,
un peu avant l'origine de la crosse. Le sac, du volume du
poing et de forme irrégulière, communique avec le calibre
du vaisseau par un orifice à peu près rond, ayant un diamètre un peu supérieur à celui d'une pièce de deux francs.
Ses parois sont d'une épaisseur médiocre surtout à sa partie
inférieure et externe, où l'on trouve béante la déchirure qui
a donné naissance à l'immense épanchement dont nous venons de parler. La longueur de cette déchirure peut bien être
évaluée au quart même du diamètre de la tumeur, et elle se
trouve située précisément au niveau du sillon qui sépare le lobe
moyen du poumon droit du lobe inférieur, car le supérieur
a été tellement comprimé, qu'il est complètement atélectasié
et fait en quelque sorte partie de la paroi postérieure du sac.

Toute la cavité de ce dernier est remplie de caillots noirs et récents se continuant directement au travers de la solution de continuité avec ceux de la cavité pleurale. La paroi postérieure ne présente rien à noter que la continuité de l'ouverture de la poche dont nous venons de parler. Quant à la paroi antérieure, elle est très-intimement adhérente avec les tissus superposés. En la pressant entre deux doigts, on sent les esquilles des deux premières côtes érodées et détruites sur une étendue équivalente à un cercle de cinq à six centimètres de diamètre. A ce niveau, la paroi est encore assez dure, quoique les tissus soient infiltrés d'un peu de sérosité dans leur épaisseur. Les petites hémorrhagies sous-cutanées consécutives aux piqûres sont d'ailleurs tout à fait insignifiantes.

En examinant avec soin la face interne du sac à ce niveau et après y avoir fait passer un courant d'eau pour enlever les caillots récents, on aperçoit très-distinctement trois petits cônes formés de caillots plus anciens et très-adhérents à la membrane interne. Leur forme, pour chacun d'entre eux, est celle d'une petite noisette aplatie transversalement. Séparés les uns des autres par un sillon très-accusé, leur aspect rappelle un peu celui des ligaments sus-pubiens. Au toucher, ils sont durs et résistants, et on voit à la coupe qu'ils sont constitués par des filaments de fibrine blanche formant des mailles qui renferment de petites masses de coagulation plus foncée. Les autres caillots du sac sont bien également stratifiés ; mais ils ne présentent ni la même cohésion, ni les mêmes adhérences à la paroi. En enfonçant des aiguilles à la même profondeur et au même niveau que lors de l'opération, on constate qu'elles aboutissent précisément au niveau de chacun de ces petits cônes de coagulation. Il n'y a donc pas de doute à avoir sur la nature de ces caillots. C'est bien avant-hier matin et sous l'influence de l'électricité qu'ils ont dû se former. L'examen de la membrane interne de l'aorte a révélé l'existence d'une endartérite chronique avec plaques jaunes assez nombreuses. Les valvules aortiques, quoique intactes, sont légèrement indurées. Mais le cercle aortique est assez dilaté pour donner l'explication du souffle que l'on entendait au second temps et à la base. D'ailleurs, l'endocarde et les autres valvules sont absolument intactes dans toute leur étendue. L'état de la fibre musculaire paraît normal et justifie les indications que nous avons cru devoir baser sur l'intégrité de cet organe. Quant aux poumons, ils ne présentaient pas la moindre altération de tissu. En résumé, cette femme est morte de la rupture de son anévrysme au niveau d'un point où les parois du sac avaient leur moindre épaisseur.

Examen histologique des caillots. Il a été pratiqué par notre excellent ami le docteur Colrat, agrégé et chef de laboratoire à la Faculté, sur un grand nombre de préparations qu'il a bien voulu me montrer en détail, et je transcris textuellement la note qu'il m'a remise à ce sujet :

« L'examen des caillots développés en forme de cônes sur les aiguilles nous a donné les résultats suivants : Ces caillots, dont la grosseur variait depuis le volume d'une amande jusqu'à celui d'un haricot, avaient (comme il a été dit plus haut) une forme irrégulièrement conique, à base périphérique, la pointe étant dirigée vers le centre de la tumeur anévrysmale. Leur consistance était beaucoup plus grande que celle des caillots mous et noirâtres du centre, caillots ne présentant d'ailleurs pas d'adhérences. Les caillots formés par l'électrolyse étaient, au contraire, entièrement adhérents au sac. Leur structure a présenté des particularités fort intéressantes. Si on faisait une coupe perpendiculaire à l'axe du caillot, c'est-à-dire parallèle à leur base adhérente, on voyait qu'ils étaient formés de deux couches, une centrale blanc grisâtre, une périphérique cruorique, rouge. La portion blanche se subdivisait elle-même en plusieurs stratifications, dont une voisine de la couche cruorique (elle n'en était éloignée que de deux ou trois millimètres) présentait à l'œil nu à peu près l'aspect que donne au microscope la lame élastique interne sur la section perpendiculaire d'une artère. L'examen microscopique donnait les résultats suivants :

« Sur la couche blanche (les coupes pratiquées après durcissement dans l'acide chromique et colorées à la teinture ammoniacale de carmin), on voyait un réseau de fibrine assez lâche, très-élégant, renfermant des globules rouges plus ou moins déformés, et çà et là des nids de globules blancs fortement colorés en rouge. Ces nids étaient disposés d'une manière à peu près circulaire, assez espacés les uns des autres, tranchant, comme nous l'avons déjà dit, par leur coloration, mais on pouvait encore distinguer et les globules blancs et le réseau fibrineux qui les englobait. De distance en distance, on trouvait de larges îlots présentant le même aspect à un faible grossissement que les nids dont il vient d'être question, mais en différant par leur grosseur et par leur aspect réfringent. Ces îlots paraissent être formés par une masse centrale réfringente. Cette masse, à bords nets tranchés, est entourée par une zone de globules blancs, laquelle est limitée en dehors par le tissu du caillot constitué par des globules rouges, englobés dans un réseau de fibrine. La masse centrale de ces îlots, examinée à un fort grossissement, paraît homogène ; on n'y distingue plus les globules blancs les uns des autres, ni le réseau fibrineux très-net dans les autres points. En somme, elle se rapproche de l'hyaline par son homogénéité et sa réfringence, mais en différerait par l'absence de canalicules.

« Pour nous résumer, nous dirons que les caillots soumis à notre examen présenteraient les caractères de ceux obtenus expérimentalement par M. Robin, c'est-à-dire qu'ils seraient composés : 1° d'une zone centrale blanche dans laquelle on trouve beaucoup de globules blancs à différents états ; 2° d'une zone cruorique qui est semblable aux caillots *post mortem*. »

Ces données anatomiques nous font très-bien comprendre la marche du phénomène. A mesure que les acides se forment au pôle positif, la fibrine du sang se coagule en stratifications successives englobant tout d'abord les leucocytes qui tendent à se réunir en masse sous l'influence de l'électricité, puis d'autres amas exclusivement composés de globules rouges ; une fois emprisonnés, ils sont atteints d'une dégénérescence spéciale qui ne semble pas d'ailleurs porter préjudice à la solidité du caillot.

Réflexions. Malgré l'issue fatale, cette observation n'est pas défavorable à la méthode que nous avons employée. Elle permet d'en apprécier le mode d'action, et c'est surtout à ce point de vue que nous avons cru qu'il était utile de la publier. Le peu d'épaisseur des parois de la tumeur au niveau de la rupture nous engage à penser qu'il s'agissait d'un anévrysme diffus (faux consécutif) et que ce sont des tissus autres que ceux des parois mêmes de l'anévrysme qui se sont déchirés.

Sans doute, on peut admettre que l'effort du sang, rencontrant devant lui les caillots de nouvelle formation qui remplissaient le segment antérieur du sac, se soit porté dans une autre direction, et ait amené à ce niveau l'ouverture de la tumeur ? C'est là, assurément, une hypothèse qui, bien que très-plausible, n'incrimine pas la méthode, puisque rien ne pouvait faire prévoir que l'épaisseur des parois du sac ne fût pas la même sur tous les points. Nous ferons remarquer ce·pendant qu'il n'existe pas une seule observation de rupture du sac à la suite de la ligature par le procédé de Brasdor, et certes, en pareil cas, les conditions auxquelles nous venons de faire allusion se trouvent en quelque sorte exagérées. Je suis donc porté à croire que si la malade avait été opérée plus tôt, à une époque où la tumeur n'avait pas encore atteint son maximum de distension, elle eût pu retirer de la galvano-puncture les plus grands avantages ; car, ainsi que nous l'avons fait remarquer plus haut, l'absence d'un souffle intense faisait prévoir, comme l'autopsie l'a confirmé, qu'il s'agissait bien d'un anévrysme sacciforme à communication relativement étroite avec le vaisseau, condition éminemment favorable à la formation des caillots et à leurs stratifications successives.

Malgré les doutes que nous venons d'exprimer dans notre observation, relativement à l'influence fâcheuse d'une tension artérielle exagérée sur la production des ruptures, nous sommes néanmoins d'avis qu'elle peut avoir une influence décisive dans la genèse des embolies et autres complications viscérales. En pareil cas, la méthode de Valsalva devra marcher de front avec celle de Ciniselli. Le repos le plus absolu, un régime sévère, de petites saignées répétées pourront être très-utiles, soit immédiatement après l'opération, soit même quelques jours avant. En même temps qu'elles diminueront l'impulsion du courant sanguin, elles favoriseront, en outre, la formation des caillots (1).

(1) Voir à ce sujet Broca, *Traité des anévrysmes*. Paris, 1856, p. 650.

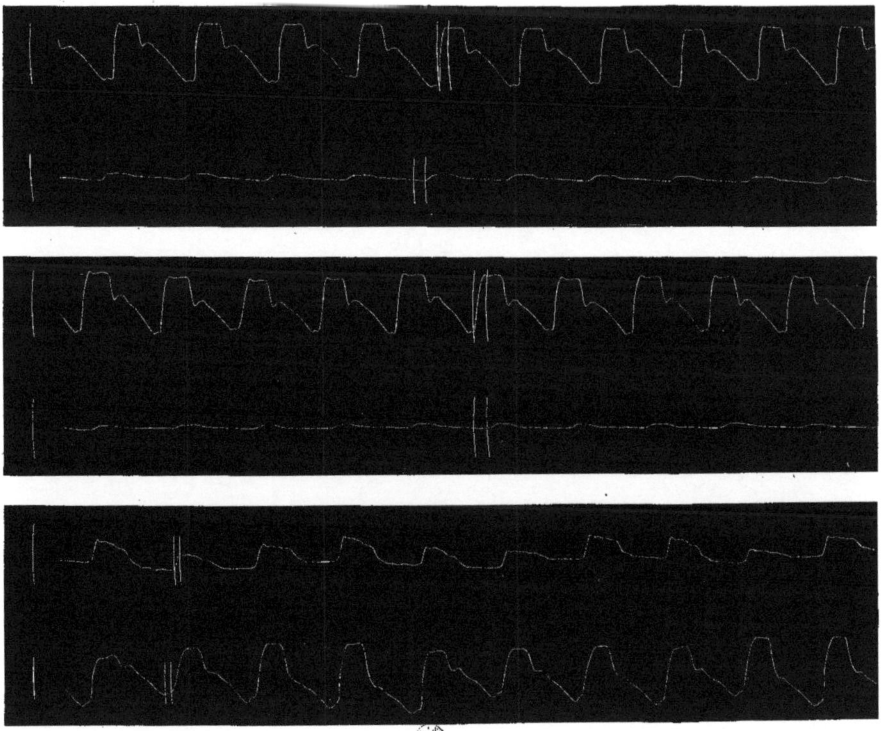
Centre
de l'Anévrysme
Artère
radiale gauche
Centre
de l'Anévrysme
Artère
radiale droite
Pointe
du cœur
Centre
de l'Anévrysme

Imp. A Roux, Lyon, rue Centrale, 21

www.ingramcontent.com/pod-product-compliance
Ingram Content Group UK Ltd.
Pitfield, Milton Keynes, MK11 3LW, UK
UKHW020151080726
13614UKWH00006B/2512